中医四小经典口袋书

《药性赋》
白话解口袋书

张大明　余晓珂　编著

中原农民出版社

·郑州·

图书在版编目(CIP)数据

《药性赋》白话解口袋书 / 张大明,余晓珂编著.
—郑州:中原农民出版社,2016.3(2024.6 重印)
(中医四小经典口袋书)
ISBN 978 - 7 - 5542 - 1384 - 1

Ⅰ.①药… Ⅱ.①张… ②余… Ⅲ.①中药性味 ②《药性赋》–译文 Ⅳ.①R285.1

中国版本图书馆 CIP 数据核字(2016)第 021757 号

《药性赋》白话解口袋书
YAOXINGFU BAIHUAJIE KOUDAISHU

出版:中原农民出版社
地址:郑州市郑东新区祥盛街 27 号　邮编:450016
网址:http://www.zynm.com　　电话:0371 - 65788199
发行:全国新华书店
承印:河南省环发印务有限公司

投稿邮箱:zynmpress@sina.com
医卫博客:http://blog.sina.com.cn/zynmcbs
策划编辑电话:0371 - 65788677　　邮购热线:0371 - 65788199

开本:890mm×1240mm　　1/64
印张:1.75
字数:35 千字
版次:2016 年 3 月第 1 版　　印次:2024 年 6 月第 7 次印刷

书号:ISBN 978 - 7 - 5542 - 1384 - 1　　定价:6.00 元
本书如有印装质量问题,由承印厂负责调换

前 言

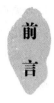

　　《药性赋》，又名《雷公药性赋》《珍珠囊指掌药性赋》，为初学医者学习中药的传统启蒙读物。此书的作者不详，约为金元时代作品。作者精选二百余种常用中药，按药性分寒、热、温、平四类，以赋的形式编写成文，分为四卷。赋是我国古代的一种文体，句式错落有致并追求骈偶，语音上要求声律谐协，兼具诗歌和散文的性质。将中药的性能主治等以赋体表达，言简意赅，朗朗上口，便于诵读记忆。所以此书颇受历代初学中药者的喜爱，传沿至今，长盛不衰，成为中医四小典之一，现在仍有学习价值。而赋毕竟是古代文体，现代初学中医者理解尚有障碍，且限于文体，对药物性能的表述未免简略。故笔者根据现代对中药的认识，以现代白话对其加以解说，以助初学者、爱好者理解原文，更为全面地了解药物的功效。

张大明　余晓珂

2016 年 1 月

目录

《药性赋》白话解

寒性药

诸药赋性,此类最寒

解说:在各类药物中,此类药是最寒的(寒性药大多具有清热、泻火等作用,常用来治疗热性病症)。

犀角解乎心热

解说:犀角即犀牛角。味苦、咸,性寒。归心、肝、胃经。主要可清心、肝、胃三经血分热证,也可用于热毒壅盛引起的疮痈肿毒。

羚羊清乎肺肝

解说:羚羊角为赛加羚羊的角。味咸,

性寒。归心、肝、肺经。主泻肝火,兼清心、肺经的热邪。有平肝熄风,明目,清热解毒,清肺止咳的功效。

泽泻利水通淋而补阴不足

解说:泽泻味甘、淡,性寒。归肾、膀胱经。有利水渗湿,泻热的功效。主要用于通利水湿,可以治疗小便不利,心下水饮,头晕目眩。通常不认为泽泻有补益作用,赋中所言"补阴不足"或许为作者一家之见。

海藻散瘿破气而治疝何难

解说:海藻味苦、咸,性寒。有消痰软坚,利水消肿的功效。为治疗瘿瘤瘰疬的常用药物,对痰气互结引起的疝气有佳效。

闻之菊花能明目而清头风

解说:菊花味甘、苦,性微寒。归肺、肝

经。功能疏散风热,平肝明目,清热解毒。治疗肝经风热上冲所致的眼睛肿痛,视物不清,及外感风热,头痛,眩晕等。

射干疗咽闭而消痈毒

解说:射干味苦,性寒。归肺经。有清热解毒,祛痰利咽的功效。用治咽喉肿痛及痰喘咳嗽等症;外敷清热解毒,可治疗痈肿疮毒。

薏苡理脚气而除风湿

解说:薏苡仁味甘、淡,性微寒。为利尿祛湿药。具有利水渗湿,健脾,除痹的功效。常用于治疗脚气水肿,又能祛风除湿,通痹止痛。

藕节消瘀血而止吐衄

解说:藕节味甘、涩,性平。有收敛止

血化瘀的作用。治各种出血,尤其适用于吐血、咯血。

瓜蒌子下气润肺喘兮,又且宽中

解说:瓜蒌子味甘,性寒。归肺、胃、大肠经。有润肺化痰,润肠通便,利气宽胸的功效。可用于肺热咳喘,胸闷及便秘等症。

车前子止泻利小便兮,尤能明目

解说:车前子味甘,性寒。归肾、肝、肺经。车前子能止泻,利小便,更有清肝明目的功效。常用于湿热泄泻,水肿,小便不利,目赤涩痛,目暗昏花等症。

是以黄柏疮用

解说:黄柏味苦,性寒。归肾、膀胱经。有清热燥湿、泻火解毒的功效。可治疗各种热性疮疡肿毒,既可内服,也可外敷。

兜铃嗽医

解说：马兜铃味苦，性微寒，归肺、大肠经。有清肺化痰的功效。可治疗肺热咳喘（多蜜灸用）。

地骨皮有退热除蒸之效

解说：地骨皮味甘淡，性寒，归肺、肾经。有凉血退热除蒸的功效。善清肝肾之虚热，除有汗之骨蒸，为退虚热、疗骨蒸之佳品。可用治阴虚发热，盗汗骨蒸等症。

薄荷叶宜消风清肿之施

解说：薄荷味辛，性凉，归肺、肝经。有发散风热和消肿的功效。能治外感风寒，温病初期，发热头痛，目赤，咽喉肿毒等症。

宽中下气，枳壳缓而枳实速也

解说：枳壳、枳实味苦、酸，性微寒，归脾、胃、大肠经。二药均有宽中下气，消积导滞的功效。可治疗因痰食积滞所致的胸膈脘腹痞闷胀痛，气滞胁痛等症。枳壳为成熟果壳，其药力稍缓，一般用来宽中下气止痛；枳实为未成熟或近成熟的果实，其药效迅速，一般用于消积导滞破结。

疗肌解表，干葛先而柴胡次之

解说：干葛即葛根，味辛、甘，性凉，归脾、胃经。柴胡味苦、辛，性微寒，归肝、胆经。二者均有发汗解肌退热的功效。葛根常用于治疗项背强痛的阳明经表证，柴胡常用于治疗寒热往来的少阳证。故治外感病一般先阳明后少阳，多是先用葛根，后用柴胡。

百部治肺热,咳嗽可止

解说:百部味甘、苦,归肺经。有润肺止咳的功效,可治疗各种类型的咳嗽。

栀子凉心肾,鼻衄最宜

解说:栀子味苦,性寒,归心、肺、肾、三焦经。能清心、肾二经之热,有泻火除烦,凉血解毒的功效,对于血热妄行的鼻子出血最为适宜。

玄参治结热毒痈,清利咽膈

解说:玄参味苦、甘、咸,性寒。有清热解毒,凉血滋阴的功效。可以治疗热毒蕴结的痈肿疮毒,并且能清利咽喉,宽畅胸膈。

升麻清风热肿毒,发散疮痎

解说:升麻味苦、甘,性微寒。疏散风

热,解毒透疹,并能提升中气。可治疗风热头痛,麻疹不透,疮疡,咽喉肿痛等。

尝闻腻粉抑肺而敛肛门

解说:腻粉即轻粉,味辛,性寒,有大毒。归大肠、小肠经。有收敛肛门止泻的功效。还能制止肺气上逆,平痰喘。

金箔镇心而安魂魄

解说:金箔味辛、苦,性平,归心、肝经。功能镇心安神,解毒。常治神魂不安,惊痫,癫狂,心悸等症。

茵陈主黄疸而利水

解说:茵陈味苦,性微寒,归脾、胃、肝、胆。有利胆退黄的功效。是治疗黄疸的要药,善于清利脾胃肝胆湿热,使之从小便而出。

瞿麦治热淋之有血

解说：瞿麦味苦，性寒，归心、小肠、膀胱经。有利尿通淋，活血通经的作用。尤其善于治疗热淋、血淋。

朴硝通大肠，破血而止痰癖

解说：朴硝和芒硝为一物，味咸、苦，性寒，归胃、大肠经。有润燥软坚，通便，清热消肿的作用。用于大便干结，并去邪热所结的瘀血、痰饮。

石膏治头痛，解肌而消烦渴

解说：石膏味辛、甘，性寒，归肺、胃经。生用能清热泻火，除烦止渴，煅用收敛生肌。可以治疗火热引起的头痛，并且能解肌表之热，清胃生津而消除烦渴。

前胡除内外之痰实

解说：前胡味辛，性微寒，归肺经。具有降气平喘，发散风热的功效。善于治疗内伤、外感、痰热壅盛引起的咳嗽。

滑石利六腑之涩结

解说：滑石味甘、淡，性寒，归胃、膀胱经。有清解暑热，利尿通淋的功效。主要治疗暑湿、湿温，小便不利涩痛等症。

天门冬止嗽，补血涸而润肝心

解说：天门冬味甘、苦，性寒，归肺、肾经。功能养阴润燥，清火生津。用于治疗阴虚肺热，肾阴不足，潮热盗汗，内热消渴，肠燥便秘等。

麦门冬清心，解烦渴而除肺热

解说：麦门冬味甘、微苦，性寒，归肺、胃、心经。有养阴润肺，益胃生津，解烦渴，清心除烦的功效。主治燥咳痰黏，劳热咳嗽，口渴咽干，大便燥结，心烦不眠等症。

又闻治虚烦、除哕呕，须用竹茹

解说：竹茹味甘，性微寒，归肺、胃经。有清热化痰，除烦止呕的功效。对于虚烦不眠，胃热呕哕，都须用竹茹治疗。

通秘结、导瘀血，必资大黄

解说：大黄味苦，性寒，归脾、胃、大肠、肝、心经。有泻下通便，活血祛瘀的功效。若有大便干结，妇女产后瘀阻腹痛，瘀血闭经，瘀血肿痛等症，必须应用大黄。

宣黄连治冷热之痢,又厚肠胃而止泻

解说:黄连味苦,性寒。归心、胃、肝、大肠经。具有清热燥湿,泻火解毒的功效。善于清泻中焦、大肠的湿热,治热痢热泻。而黄连又可以苦味健胃(即厚肠胃)治疗泄泻。

淫羊藿疗风寒之痹,且补阴虚而助阳

解说:淫羊藿味辛、甘,性温。归肝、肾经。有祛风湿,强筋骨,温肾壮阳的功效。可祛风散寒除风湿,治疗风寒湿痹;能治疗肝肾不足感受风寒湿邪导致的筋骨痹痛,风湿拘挛麻木及肾阳不足引起的阳痿,不孕等症。

茅根止血与吐衄

解说:白茅根味甘,性寒。归肺、胃、膀胱经。有凉血止血,清热利尿的功效。可治血热引起的吐血、咳血、衄血、尿血及热淋、水肿等。

石韦通淋于小肠

解说：石韦味甘、苦，性微寒，归肺、膀胱经。能清小肠之热，而小肠为心之腑，心移热于小肠，则尿色赤而淋痛，故本品有利尿通淋的作用。

熟地黄补血且疗虚损

解说：熟地黄味甘，性微温，归肝、肾经。具有补血滋阴，益精填髓的功效。可治疗阴虚引起的虚损证。如面色萎黄，心烦失眠，阴虚骨蒸，盗汗遗精及精血亏虚引起的白发，眩晕耳鸣，腰膝酸软等。

生地黄宣血更医眼疮

解说：生地黄味甘、苦，性寒。归心、肝、

肾经。有清热凉血,养阴生津的功效。能治疗一切热性出血证,并可治疗眼部红肿热痛。

赤芍药破血而疗腹痛,烦热亦解

解说:赤芍味酸、苦,性微寒,归肝经。有清热凉血,散瘀止痛,清肝泻火的功效。凡血热瘀滞,经闭痛经,痈毒肿痛,跌打损伤,瘀血肿痛,烦热等一切因瘀血、邪热引起的疼痛和烦热,都可应用。

白芍药补虚而生新血,退热尤良

解说:白芍味酸、苦,性微寒。归肝、脾经。有养血调经,生新血的功效。可治疗血虚或阴虚有热引起的月经不调,崩漏下血,及肝阴不足等引起的发热,头晕,胁痛,阴虚盗汗及表虚自汗等症。

若乃消肿满逐水于牵牛

解说:牵牛子味苦,性寒,归肺、肾、大肠经。有小毒。具有泻下逐水,利大小便的功效。可治疗水肿胀满,积滞便秘等疾病。

除毒热杀虫于贯众

解说:贯众味苦,性微寒,有小毒,归肝、肺经。有清热解毒,杀虫,凉血止血的功效。治疗风热感冒,温毒发斑,疟腮及多种肠道寄生虫病,便血、崩漏等症。

金铃子治疝气而补精血

解说:金铃子又名川楝子,味苦,性寒,有小毒,归肝、小肠、膀胱经。有行气止痛,杀虫疗癣的功效。善于治疗疝气睾丸肿痛。为治疗肝郁气滞且兼肝热之疝气疼痛的良药。通常不认为本品能补精血,或是作者一家之见。

萱草根治五淋而消乳肿

解说：萱草味甘，性凉，归肝、脾、膀胱经。有利水，凉血，消肿的功效。用治五淋（石淋、劳淋、血淋、气淋、膏淋），水肿，小便不通，乳痈及便血、崩漏等症。

侧柏叶治血山崩漏之疾

解说：侧柏叶味苦、涩，性微寒。归肺、肝、大肠经。功能凉血止血。善治疗血热引起的各种出血证。炒炭用治崩漏等各种出血证。

香附子理血气妇人之用

解说：香附味辛、甘、微苦，性平，归肝、三焦经。有疏肝理气，调经止痛的功效。可治月经不调，痛经，胸腹胀痛，胁肋疼痛等症,为妇科调经止痛的要药。

地肤子利膀胱,可洗皮肤之风

解说:地肤子味甘、苦,性寒,归膀胱经。具有清热利湿,祛风止痒的功效。能清利膀胱湿热,外洗可治疗湿疹、湿疮、风疹瘙痒。

山豆根解热毒,能止咽喉之痛

解说:山豆根味苦,性寒,归肺、胃经。有清热解毒,利咽消肿的功效,为治疗咽喉肿痛的要药。

白鲜皮去风治筋弱,而疗足顽痹

解说:白鲜皮味苦,性寒,归脾、胃经。有祛风燥湿解毒的功效。善于治疗湿热痹痛,关节红肿热痛,屈伸困难,不能行走等症。

旋覆花明目治头风，而消痰嗽壅

解说：旋覆花味苦、辛，性微温，归肺、肝、胃经。有祛痰通络、明目的功效。可治疗头风疼痛，痰多咳喘，及痰饮蓄结之胸膈痞满等。

又况荆芥穗清头目便血，疏风散疮之用

解说：荆芥味辛，性温，归肺、肝经。有发散风邪，透疹消疮的功效。可疏散血中之风热而有清利头目、消疮的作用。炒炭止血，善治便血。

瓜蒌根疗黄疸毒痛，消渴解痰之忧。

解说：瓜蒌根即天花粉，味甘、微苦，性微寒，归肺、胃、大肠经。有清热生津，清肺润燥，解毒消痈的功效。可治疗热病口渴，消渴多饮，肺热咳嗽，痈肿疮毒，黄疸等。

地榆疗崩漏，止血止痢

解说：地榆味苦、酸，性微寒，归肝、胃、大肠经。功能凉血止血。由于地榆药性沉降，多用于治疗下焦血热引起的崩漏，痔疮出血，便血。

昆布破疝气，散瘿散瘤

解说：昆布味咸，性寒，归肝、胃、肾经。功能消痰软坚，利水消肿。因本品含碘较多，可用治疗缺碘引起的瘿瘤，瘰疬等症。

疗伤寒、解虚烦，淡竹叶之功倍

解说：淡竹叶味甘、淡，性寒，归心、胃、小肠经。功能清热除烦，通利小便。治疗热病烦渴，小便不利。

除结气、破瘀血,牡丹皮之用同

解说:牡丹皮味苦、辛,性微寒,归心、肝、胃经。善清血分邪热,散血中瘀滞。用治斑疹、血滞经闭,痛经,跌打损伤等。

知母止嗽而骨蒸退

解说:知母味苦、甘,性寒,归肺、胃、肾经。有清热泻火,滋阴润燥的功效。可治肺热咳嗽,阴虚燥咳,骨蒸潮热,热病烦渴,阴虚消渴,肠燥便秘等症。

牡蛎涩精而虚汗收

解说:牡蛎味咸,性微寒,归肝、肾经。有平肝潜阳,软坚散结,收敛固涩,制酸止痛的功效。可治遗精,滑精,自汗,盗汗,带下等。

贝母清痰止咳嗽而利心肺

解说:贝母分川贝母、浙贝母两种,川贝母味苦,性微寒,归心、肺经。浙贝母味苦,性寒,归心、肺经。均有清心润肺,清化痰热的功效。治疗肺热咳嗽,肺痈,肺痿,气逆等症。而川贝母偏于润肺止咳,浙贝母偏于清热化痰治疗风热、痰热咳嗽。

桔梗开肺利胸膈而治咽喉

解说:桔梗味苦、辛,性平,归肺经。功能宣肺化痰,利咽排脓。治疗肺气不宣之咳嗽痰多,胸闷不畅,咽喉肿痛,失声等症。

若夫黄芩治诸热,兼主五淋

解说:黄芩味苦,性寒,归肺、胆、胃、大肠经。有清热燥湿,泻火解毒的功效。主治一切湿热性的疾病,五种淋病。

槐花治肠风,亦医痔痢

解说:槐花味苦,性微寒,归心、肺、肝、大肠经。功能凉血止血,清肝泻火。主治肠风便血,痔疮出血,赤白痢。

常山理痰结而治温疟

解说:常山味苦、辛,性寒,有毒,归心、肺、肝经。性善上行,有涌吐痰涎,截疟祛痰的功效。中医认为疟由痰生,有"无痰不成疟"之语。可以治疗温疟及胸中痰滞积滞积聚等症。

葶苈泻肺喘而通水气

解说:葶苈子味苦、辛,性大寒,归肺、心、肝、胃、膀胱经。功能泻肺平喘,利水消肿。主治痰涎壅盛,喘咳不得平卧,以及水肿,悬饮,胸腹积水,小便不利等症。

此六十六种药性之寒者也

解说:以上 66 种药物都是属于寒性的药物。

热性药

药有温热,又当审详

解说:药物的性能有温性的,也有热性的,故应当详加审辨(温药与热药属于同性,而热的程度有差别,热药的功能主治与温药相似)。

欲温中以荜拨

解说:荜拨味辛,性大温,归脾、胃、大肠、肺、膀胱、肝、肾经。功能温中散寒。主治脘腹冷痛,呕吐,泄泻等症。

用发散以生姜

解说：生姜即鲜姜，味辛，性微温。归肺、脾、胃经。功能发汗解表，温中止呕。主治风寒感冒，畏寒呕吐，风寒咳嗽等症。

五味子止嗽痰，且滋肾水

解说：五味子味酸、甘，性温，归肺、肾、心经。有敛肺滋肾，生津敛汗，涩精止泻的功效。治疗久咳虚喘，自汗、盗汗，肾阴虚的遗精滑精。

腽肭脐疗痨瘵，更壮元阳

解说：腽肭脐即是海狗肾，味咸，性热，归肾经。能治疗诸虚百损，更重要的是能补肾益精，温壮元阳。用治疗肾阳不足、肾精亏损引起的阳痿精冷，腰膝酸软及虚损之重症。

原夫川芎祛风湿，补血清头

解说：川芎味辛，性温，归肝、胆、心包经。为活血行气，调经止痛药，有祛风止痛的功效，上行头目，中开郁结，下达血海。治疗月经不调，头痛眩晕，风寒头痛等症。

续断治崩漏，益筋强脚

解说：续断味苦、辛，性温，归肝、肾经。有补益肝肾，行血脉，续筋骨，安胎的功效。用治疗崩漏下血，腰痛，遗精及跌打损伤等症。

麻黄表汗以疗咳逆

解说：麻黄味辛、微苦，性温，归肺、膀胱经。有发汗解表，宣肺平喘的功效。治疗风寒感冒，肺气不宣的咳嗽气喘。

韭子壮阳而医白浊

解说:韭子味辛、甘,性温,归肝、肾经。有温补肝肾,壮阳固精的功效。治疗肾阳虚弱引起的阳痿遗精,遗尿尿频,女子白带及肝肾不足的腰膝酸软冷痛。

川乌破积,有消痰治风痹之功

解说:川乌味辛、苦,性大热,有毒,归肺、脾、肾、膀胱经。有破冷积,消寒痰,祛风湿的功效。可治疗因寒引起的腹痛,风湿痹痛等症。

天雄散寒,为去湿助精阳之药

天雄系乌头之独生者。味辛、苦,性大热,归肺、脾、肾、膀胱经。功能散寒祛湿,并能补肾阳、益精气。治疗风寒湿痹,男子肾阳素虚,腰膝软弱,精液清冷等症。

观夫川椒达下

解说：川椒即四川产的花椒，味辛，性热，有小毒，归脾、胃、肾经。有温中止痛，杀虫止痒，散寒燥湿的功效。偏于治疗下焦寒湿的疾病。

干姜暖中

解说：干姜味辛，性热，归脾、胃、心、肺经。善于温散中焦寒邪，是治疗中焦脾胃虚寒证的要药。

胡芦巴治虚冷之疝气

解说：胡芦巴味苦，性温，归肾经。有温肾，祛寒，止痛的功效。善治肾阳不足，下焦虚冷，寒湿凝滞的疝气疼痛。

生卷柏破癥瘕而血通

解说:生卷柏味辛,性平,归肝经。生用有破瘀血,通血脉的功效。治疗经闭,癥瘕等症。

白术消痰壅,温胃,兼止吐泻

解说:白术味甘、苦、辛,性温,归脾、胃经。有燥湿化痰,补气健脾,止汗,安胎的功效。可治脾虚水停的痰饮水肿、小便不利,胎动不安等。

菖蒲开心气,散冷,更治耳聋

解说:石菖蒲味辛、苦,性温,归心、肝、脾经。有开窍宁神,化湿和胃的功效。治疗痰湿蒙闭心窍,神志昏迷,风寒湿痹,能通窍而治疗耳聋、耳鸣。

丁香快脾胃而止吐逆

解说：丁香味辛，性温，归脾、胃、肾经。功能温中降逆。为治疗胃寒呃逆、呕吐的要药。

良姜止心气痛之攻冲

解说：高良姜味辛，性热，归脾、胃经。有温中散寒，止痛，止呕的功效。治疗胃寒冷痛及胃寒呕吐。

肉苁蓉填精益肾

解说：肉苁蓉味甘、咸，性温，归肾、大肠经。有温助肾阳，补益精血的功效。治疗肾阳不足，精血亏虚的阳痿、不孕及精血亏虚之肠燥便秘。

石硫黄暖胃驱虫

解说:石硫黄味酸,性温,有毒。内服有助阳益火,温暖胃肠的功效。可以治疗命门火衰,腰酸膝冷,阳痿,以及肾气不纳所致的喘逆和虚寒腹痛等症。外用可杀虫止痒。

胡椒主去痰而除冷

解说:胡椒味辛,性热,归胃、大肠经。功能温中散寒止痛,下气消痰。可治疗胃寒腹痛,呕吐,泄泻及痰气郁滞。

秦椒主攻痛而去风

解说:秦椒即花椒,味辛,性温,有毒。归脾、胃、肾经。功能温中止痛,杀虫止痒,散寒燥湿。治疗中寒腹痛,寒湿呕吐,虫积腹痛及湿疹瘙痒。

吴茱萸疗心腹之冷气

解说：吴茱萸味辛，性热，有小毒，归脾、胃、肝经。功能散寒止痛，温中止呕，助阳止泻。善于治疗肝经受寒，冷气攻冲所致的心腹诸痛，疝气冷痛。

灵砂定心脏之怔忡

解说：灵砂即朱砂，味甘，性寒，有毒，归心经。有镇心安神，清热解毒的功效。善治心神不宁，心悸怔忡。

盖夫散肾冷、助脾胃，须荜澄茄

解说：荜澄茄味辛，性温，归脾、胃、肾、膀胱经。有温中散寒，行气止痛，降逆止呕的功效。治疗胃寒腹痛，呕吐，呃逆，寒疝腹痛及下焦虚寒所致的小便不利。

疗心痛、破积聚,用蓬莪术

解说:蓬莪术即莪术,味辛、苦,性温,归肝、脾经。有破血行气,消积止痛的功效。治疗气滞血瘀引起的心腹瘀痛,癥瘕积聚。

缩砂止吐泻安胎、化酒食之剂

解说:缩砂即砂仁,味辛,性温,归脾、胃经。功能化湿行气,温中止呕,止泻,安胎。治疗湿困脾脏及脾胃气滞,脾胃虚寒吐泻,胎动不安,并能帮助消化酒食。

附子疗虚寒反胃、壮元阳之方

解说:附子味辛、甘,性热,有毒。有回阳救逆,助阳补火,散寒止痛的功效。为"回阳救逆第一品药"。用于治疗亡阳证,虚寒性的反胃,腹痛,泄泻及肾阳不足,命门火衰,亦可治疗寒痹证。

白豆蔻治冷泻，疗痛止痛于乳香

解说：白豆蔻味辛，性温，归肺、脾、胃经。功能化湿行气，温中止呕。白豆蔻善于治疗寒湿中阻的冷泻。乳香味辛，性温，归心、肝、脾经。气香而窜，有活血行气，消肿止痛的功效。还可以治疗各种痈肿，内服外用均宜。

红豆蔻止吐酸，消血杀虫于干漆

解说：红豆蔻为高良姜的果实，味辛，性温，归脾、胃经。功能散寒燥湿，消食。干漆味辛、苦，性温，有毒，归肝、脾、胃、大肠、小肠经。能破血消癥，杀虫消积。红豆蔻善止呕吐泛酸；而在消除瘀血、杀虫时宜选用干漆。

岂知鹿茸生精血,腰脊崩漏之均补

解说:本品为血肉有情之物,味甘、咸,性温,归肝、肾经。有补肾阳,生精血的功效。对肾虚精亏的腰脊筋骨痿软、崩中漏下均可治疗。

虎骨壮筋骨,寒湿毒风之并祛

解说:虎骨味辛,性微温,归肝、肾经。功能强筋健骨,祛风止痛。可治疗腰膝无力,风湿痹痛,筋骨毒风,挛急,屈伸不得,走注疼痛等症。

檀香定霍乱,而心气之痛愈

解说:檀香味辛,性温,归肺、脾、胃经。有理气温中,和胃止痛的功效。可行气散寒调中以治疗霍乱,又可治疗心腹气痛。

鹿角秘精髓,而腰脊之痛除

解说:鹿角味咸,性温,归肝、肾经。功能补肾强精。治疗腰脊冷痛,阳痿遗精。

消肿益血于米醋

解说:米醋又名苦酒,味酸、微苦,性温,归肺、肝、肾经。功能散瘀消肿解毒,外用消肿。

下气散寒于紫苏

解说:紫苏味辛、性温,归肺、脾经。功能发散风寒,理气宽中。可以治疗外感风寒,胸闷,呕吐等症。还可用于食鱼蟹后引起的吐泻腹痛。

扁豆助脾,则酒有行药破结之用

解说:白扁豆味甘,性微温,归脾、胃经。

功能健脾化湿消暑。酒味苦、甘、辛，性热，归肝、胃、肺经。功能和脾胃，通经络，散结滞，利气血。因此说扁豆能补脾助运，酒有助药力，行气血，破结滞的作用。

麝香开窍，则葱为通中发汗之需

解说：麝香味辛，性温，归心、脾经。芳香走窜，功能开窍醒神，通经止痛，可治疗昏迷，跌打损伤等。葱味辛，性温，归肺、胃经。功能发汗散寒，温通阳气。为发汗透邪之必用。治疗外感风寒及阴盛格阳，阴寒腹痛等。

尝观五灵脂治崩漏，理血气之刺痛

解说：本品为复齿鼯鼠的粪便，味苦、咸、甘，性温，归肝、脾经。有活血止痛，化瘀止血的功效。用治疗瘀血阻滞诸痛证及妇女血瘀崩漏等症。

麒麟竭止血出，疗金疮之伤折

解说：麒麟竭又名血竭，味甘、咸，性平，归心、肝经。功能活血疗伤，止血生肌，祛瘀止痛。治疗金疮（刀刃所致的创伤）及跌打损伤，瘀滞心腹疼痛，疮疡不敛。

鹿茸壮阳以助肾

解说：鹿茸味甘，性温，归肝、肾经。功能温壮肾阳，助肾益精。可以治疗因肾阳虚衰所致的阳痿精漏及腰膝筋骨酸痛等症。

当归补虚而养血

解说：当归味甘，性温，归心、肝、脾经。辛香而善于走散，功能补血，又能活血，为妇科要药。治疗妇女月经不调，血虚经闭，以及胎产诸证，血虚便秘等。

乌贼骨止带下,且除崩漏目翳

解说:本品又名海螵蛸,味咸、涩,性微温,归脾、肾经。功能固精止带,收敛止血,制酸止痛,止赤白带下,善治疗崩漏下血,目生翳膜。

鹿角胶住血崩,能补虚羸劳绝

解说:鹿角胶味甘、咸,性微温,为鹿角煎熬浓缩而成的固体胶,归肝、肾经。功能温补肝肾,益精血,止血。本品善治疗肾阳不足,冲任不固引起的崩漏下血,又能助肾阳,益精血,补虚损,治疗虚劳羸瘦。

白花蛇治瘫痪,疗风痒之癣疹

解说:白花蛇味甘、咸,性温,有小毒,归肝经。善于搜风通络,止痉止痒,无处不到。故可治疗因风而致的麻痹瘫痪,口眼㖞斜及皮肤风疹瘙痒等。

乌梢蛇疗不仁，去疮疡之风热

解说：乌梢蛇味甘，性平，归肝经，功用
与白花蛇略同而无毒。也是散风的要药，治
疗因风而致的风湿痹痛，麻木不仁及风热毒
所致的疮疡，湿癣等。

乌药有治冷气之理

解说：乌药味辛，性温，归肺、脾、肾、膀
胱经。微香走窜，能通理上下一切诸气，凡
一切病之属于气滞寒凝而见胸腹不快者，皆
宜用此。

禹余粮乃疗崩漏之图

解说：禹余粮味甘、涩，性平，归脾、胃、
大肠经。因其质重可以镇逆，涩可固脱，寒
可清热，有涩肠止泻，收敛止血，止带的功

效,治疗久痢不止,崩漏,带下等疾病。

巴豆利痰水,能破寒积

解说:巴豆味辛,性热,有大毒,归胃、大肠经。有峻下冷积,逐水退肿,祛痰利咽,蚀疮去腐的功效。治疗寒积便秘急症,腹水臌胀,寒实结胸及喉痹痰阻等。

独活疗诸风,不论新久

解说:独活味辛、苦,性温,归肾、膀胱经。有祛风除湿之效。治疗各种风病,不论新患或是宿疾。

山茱萸治头晕遗精之药

解说:山茱萸味酸、涩,性微温,归肝、肾经。为温补肝肾的要药。有补益肝肾,收敛固涩的功效。可以治疗肝肾不足,头晕目眩,腰膝酸软,阳痿及遗精。

白石英医咳嗽吐脓之人

解说：白石英味甘、辛，性微温，归心、肺、肾经。功能辛能化痰，温能散寒。可治疗肺寒咳嗽，肺痈吐脓。

厚朴温胃而去呕胀，消痰亦验

解说：厚朴味辛、苦，性温，归脾、胃、肺、大肠经。有行气燥湿，消积平喘的功效。能温肠胃，畅气机，止呕逆，除腹胀。可以治疗湿阻中焦，气滞不利所致的脘腹胀满，呕逆，肠胃积滞，大便秘结及痰饮喘咳。治寒痰冷积的呕吐最为适宜。

肉桂行血而疗心痛，止汗如神

解说：肉桂味辛、甘，性大热，归心、肝、脾、肾经。功能补火助阳，散寒止痛，调和营卫，解肌止汗，温通经脉。可治疗肾阳衰弱的阳痿宫冷，心腹冷痛，寒疝作痛，寒痹腰痛，闭经，痛经。在补气血方中，加入肉桂可以祛气血寒滞，鼓舞气血生长而有行血作用。

是则鲫鱼有温胃之功

解说：鲫鱼味甘，性温，归脾、胃、大肠经。有温养脾胃的功效。甘温能益脾，能和脾养胃利湿。可用于疮疡之久不愈合者。

代赭乃镇肝之剂

解说：代赭石味苦，性寒，归心、肝经。为平肝降逆的药物。功能平肝潜阳，重镇降逆，凉血止血。可治疗肝阳上亢，头晕目眩，呕吐，呃逆，气逆喘息，血热崩漏等。

沉香下气补肾，定霍乱之心痛

解说：沉香味辛、苦，性温，归肺、脾、胃、肾经。有温肾纳气，温中止呕，行气止痛的功效。治疗下元虚冷，肾不纳气的虚喘，胃寒呕吐及胸腹胀痛。

橘皮开胃去痰，导壅滞之逆气

解说：橘皮味辛、苦，性温，归肺、脾经。功能理气和中，运脾开胃，燥湿祛痰，导行壅滞，消除胀满，顺降逆气。可治疗脾胃气滞证及湿痰、寒痰咳嗽等症。

此六十种药性之热者也

解说：以上 60 种药物都是属于热性的药物。

温性药

温药总括，医家素谙

解说：温性的药物在此全面概括，这是

医家们平素熟悉的(温热药大多具有温中散寒等作用,常用来治疗寒性病症)。

木香理乎气滞

解说:木香味辛、苦,性温,归脾、胃、肝、大肠经。功能行气止痛。其芳香辛散,能疏三焦气机。治疗胸脘胀闷,泻痢后重,食积不消,胁痛黄疸,以及小肠疝气等病。

半夏主于痰湿

解说:半夏味辛,性温,有毒,归肺、脾、胃经。功能燥湿化痰,降逆止呕,消痞散结。治疗湿痰,寒痰证,胃气上逆呕吐,心下痞,结胸,梅核气等。

苍术治目盲,燥脾去湿宜用

解说:本品味苦、辛,性温,归脾、胃经。功能燥湿健脾,祛风除湿,明目。为治疗眼目昏盲,燥湿健脾必用之物。治疗湿滞中焦,腹胀纳呆,呕吐,痰饮,风湿痹证及夜盲症,眼目昏涩。

萝卜去膨胀,下气治面尤堪

解说:本品味辛、甘,性温,归肺、脾、胃经。功能消除面食停滞,清热化痰。治疗腹部胀满,解酒毒。

况夫钟乳粉补肺气,兼疗肺虚

解说:钟乳粉味甘,性温,归肺、肾、胃经。功能补肺气,壮肾阳。可温肺散寒,温肾助阳,纳气平喘,治疗肺肾虚喘阳痿遗精,瘦弱恶寒,手足发冷等症状。

青盐治腹痛,且滋肾水

解说:青盐味咸,性寒,归心、肺、肝、肾经。功能滋肾水,泻血热。治疗心腹部久痛,并化痰浊凝滞。

山药而腰湿能医

解说:山药味甘,性平,归肺、脾、肾经。能益气养阴,补肺脾肾,固精止带,又能祛湿。可治疗脾胃虚弱,食少泄泻,带下清稀,肺肾两虚久咳虚喘,以及肾虚遗尿频,阴虚内热,口渴多饮等症。因能补脾,脾胃健运,里湿自除,所以说它有祛湿的作用。

阿胶而痢嗽皆止

解说:阿胶味甘,性平,归肺、肝、肾经。功能补血止血,滋阴润燥,补肺止嗽。可治疗血虚萎黄,眩晕,心悸,虚劳咳嗽,阴虚燥咳,痰中带血,或血痢日久不止,妇女冲任不固,崩漏及妊娠下血等症。

赤石脂治精浊而止泄,兼补崩中

解说:赤石脂味酸而涩,性温,归胃、大肠经。功能收敛止血,敛疮生肌。主治久泻久痢,脱肛及妇女崩漏带下,便血。还可用治疗疮疡久溃不敛。

阳起石暖子宫以壮阳,更疗阴痿

解说:阳起石味咸,性温,归肾经。功能暖子宫,温肾助阳。尤善治疗阴痿、宫冷不孕等症。

诚以紫菀治嗽

解说:紫菀味苦,性温,归肺经。功能润肺化痰止咳。治疗咳嗽有痰。

防风祛风

解说:防风味辛、甘、性温,归肝、脾、膀

胱经。功能发表散风,胜湿止痛,止痉止泻。善于祛除风邪。有"治风通药"之称。治疗外感表证,头痛身疼,风疹瘙痒,风湿痹痛,破伤风以及腹痛泄泻,肠风下血。

苍耳子透脑止涕

解说:苍耳子味辛、苦,性温,有小毒,归肺经。功能透达脑部风寒,散风除湿,通窍止痛。专治风寒头痛,鼻渊头痛,鼻流浊涕以及风湿痹痛,四肢拘挛,疥癣麻风等症。

威灵仙宣风通气

解说:威灵仙味辛、咸,性温,归膀胱经。功能祛风湿,通经络,治痹痛,消骨鲠。可治疗风湿痹痛及诸骨哽咽。

细辛去头风,止嗽而疗齿痛

解说:细辛味辛,性温,有小毒,归肺、肾

经。功能祛风散寒，通窍止痛，温肺化饮。用于治疗风寒头痛，阳虚外感，鼻塞鼻渊，牙痛，痹痛，寒痰停饮，气逆喘咳等症。此外，吹鼻取嚏，又有通关开窍的功效。

艾叶治崩漏、安胎而医痢红

解说：艾叶味苦、辛，性温，归肝、脾、肾经。功能温经止血，散寒调经，安胎。可治疗虚寒性出血，尤其用于崩漏下血，及下焦虚寒所致的月经不调，痛经，宫冷不孕，久痢脓血不愈等症。

羌活明目驱风，除湿毒肿痛

解说：羌活味辛、苦，性温，归肝、肾、膀胱经。功能散寒祛风，胜湿止痛。用于治疗风寒感冒，头痛身疼，骨节酸痛，颈项强直疼痛及风寒湿痹，肩臂疼痛，尤其对上半身的风寒湿邪治疗效果更好。

白芷止崩治肿,疗痔瘘疮痛

解说:白芷味辛,性温,归肺、脾、胃经。功能散风除湿,排脓生肌,活血止痛。用于治疗感冒头痛,眉棱骨痛,目痒流泪,鼻流浊涕,鼻渊头痛,牙痛,以及肠风下血,赤白带下,痈疽恶疮,皮肤瘙痒等症。又有通窍止痛,燥湿止带的功效。

若乃红蓝花通经,治产后恶血之余

解说:红蓝花味辛,性温,归心、肝经。功能活血通经,祛瘀止痛。用于治疗血滞经闭,痛经,产后瘀阻腹痛,难产胎死腹中,以及癥瘕积聚,心腹瘀痛,跌打损伤等症。

刘寄奴散血,疗汤火金疮之苦

解说:刘寄奴味苦,性寒,归心、肝、脾经。功能破血疗伤,通经止痛,止血止痢。

治疗跌打损伤肿痛出血，血瘀经闭，产后瘀滞腹痛及食积腹痛，赤白痢。

减风湿之痛则茵芋叶

解说：茵芋叶味苦，性寒，归肝、肾经。功能散风祛湿。治疗风湿痹痛，筋骨疼痛，四肢挛急，两足软弱（此药现时少用）。

疗折伤之症则骨碎补

解说：骨碎补味苦，性温，归肝、肾经。功能补肾强骨，活血续伤。主治跌仆闪挫或者金创，损伤筋骨，瘀肿疼痛及肾虚腰痛脚弱，耳鸣耳聋，牙痛，久泻等。

藿香叶辟恶气而定霍乱

解说：藿香叶味辛，性微温，归肺、脾、胃经。功能化湿，解暑，止呕。为芳香湿浊的要药。用治疗霍乱吐泻。此外，凡湿滞中焦及暑湿证或湿温初起等症均可选用。

草果仁温脾胃而止呕吐

解说：草果仁味辛，性温，归脾、胃经。功能温暖脾胃，燥湿除痰。用于治疗寒湿痹阻之脘腹胀痛，呕吐泄泻以及疟疾等症。

巴戟天治阴疝白浊，补肾尤滋

解说：巴戟天味甘、辛，性微温，归肝、肾经。温而不燥，专走下焦，功能补肾阳，强筋骨，祛风湿。治疗虚寒性疝气冷痛，遗精白浊，尤其善于补肾阳，益精血。

元胡索理气痛血凝，调经有助

解说：元胡索又名延胡索，味辛、微苦，性温，归心、肝、脾经。入血分散瘀，走气分行滞，有良好的行气止痛，活血调经作用。用于治疗血瘀而致诸痛症。止痛作用强，一身上下无论何种痛症,均可配伍使用。

尝闻款冬花润肺,去痰嗽以定喘

解说:款冬花味辛、微苦,性温,归肺经。功能润肺化痰,止咳平喘。治疗风寒咳嗽,久嗽痰喘以及肺痿、肺痈等。

肉豆蔻温中,止霍乱而助脾

解说:肉豆蔻味辛,性温,归脾、大肠经。功能温中行气,涩肠止泻。治疗脾肾虚寒久泻及胃寒胀痛,食少呕吐等症。

抚芎走经络之痛

解说:抚芎即川芎,味辛,性温,归肝、胆、心包经。功能活血行气,祛风止痛,通利经络。可以治疗血瘀气滞引起的痛症以及风寒痹痛,妇女月经痛。

何首乌治疮疥之资

解说：何首乌味甘，性微温，归肝、肾经。能补肝肾，乌须发，壮筋骨，截疟解毒，润肠通便。用于治疗血虚头晕，肝肾精血亏虚的眩晕耳鸣，须发早白，体虚久疟，肠燥便秘及痈疽，瘰疬。用其苦泄解毒，可以治疗疮疥顽癣。

姜黄能下气，破恶血之积

解说：姜黄味辛、苦，性温，归肝、脾经。功能活血行气，通经止痛，内行气血，外散风寒，能下结气，消积气，破恶血，除积聚。治疗血瘀气滞的心腹、胸胁疼痛，闭经癥瘕，产后腹痛，跌打损伤瘀肿疼痛及风寒湿痹，肩臂痛等症。

防己宜消肿,去风湿之施

解说:防己味苦、辛,性寒,归脾、肾、膀胱经。功能利水消肿,祛风湿,止痹痛。治风水肿胀,脚气腿膝湿肿,风湿关节疼痛等症。

藁本除风,主妇人阴痛之用

解说:藁本味辛,性温,归膀胱经。功能祛风散寒,胜湿止痛。其辛香温燥善于祛风,除寒湿治妇人阴疝腹痛多选用。治疗风寒感冒,巅顶头痛,风湿痹痛。

仙茅益肾,扶元气虚弱之衰

解说:仙茅味辛,性热,有毒,归肾经。功能补肾壮阳,强筋壮骨,祛风除湿。治疗肾阳不足,命门火衰的阳痿精冷,腰膝酸软,遗尿尿频及风寒湿痹,肢体筋骨冷痛等症。

乃曰破故纸温肾,补精髓与劳伤

解说:破故纸又名补骨脂,味辛、苦,性温,归脾、肾经。其功能补肾助阳,固精缩尿,暖脾止泻,纳气平喘。可以治疗肾阳不足,命门火衰,腰膝冷痛,阳痿遗精,脾肾阳虚泄泻,肾不纳气的虚喘等多种虚损病。

宣木瓜入肝,疗脚气并水肿

解说:宣木瓜味酸,性温,归肝、脾经。其功能舒筋活络,除湿和胃,消肿除胀。其酸能舒筋,温香除湿,可以治疗风湿痹痛,筋脉拘挛,脚气肿痛合并水肿。

杏仁润肺燥止嗽之剂

解说:杏仁味苦,性温,有小毒,归肝、大肠经。功能止咳平喘,润肠通便。治疗咳嗽气喘,肠燥便秘。

茴香治疝气肾痛之用

解说：茴香味辛，性温，归脾、胃、肝、肾经。功能散寒止痛，理气和中。可治疗寒疝腹痛，睾丸偏坠胀痛，少腹冷痛，痛经及中焦虚寒气滞症。

诃子生精止渴，兼疗滑泄之疴

解说：诃子味苦、酸、涩，性平，归肺、大肠经。功能涩肠止泻，敛肺止咳，生精止渴，利咽开音。能治疗滑泻及久泻久痢脱肛，崩漏下血，赤白带下，久咳失声等症。

秦艽攻风逐水，又除肢节之痛

解说：秦艽味苦、辛，性微寒，归胃、肝、胆经。功能祛风湿，止痹痛，退虚热，清湿热。治疗风湿痹痛，筋脉拘挛及潮热骨蒸，湿热黄疸等症。

槟榔豁痰而逐水,杀寸白虫

解说:槟榔味苦、辛,性温,归胃、大肠经。功能消痰逐水,杀虫去积,截疟。治疗食积气滞,泻痢后重,水肿,脚气肿痛及疟疾寒热久发不止等。

杜仲益肾而添精,去腰膝重

解说:杜仲味甘,性温,归肝、肾经。功能补肝肾,强筋骨,安胎。为治疗肾虚腰痛、脚痛之要药。主治肝肾不足的腰膝酸痛,下肢痿软,阳痿,尿频,胎漏,胎动不安等症。

当知紫石英疗惊悸崩中之疾

解说:紫石英味甘,性温,归心、肺、肝、肾经。功能镇心,安神,降逆气,暖子宫。治疗心神不宁,惊悸及肝血不足、女子血海虚寒不孕等症;心肝得养,则血不妄行,所以也治崩漏下血。

橘核仁治腰痛疝气之瘝

解说：橘核仁味苦，性平，归肝、肾、膀胱经。功能理气散结止痛。治疗腰部及少腹胀痛，疝气痛，睾丸肿痛，也可用于乳房结块。

金樱子兮涩遗精

解说：金樱子味酸、涩，性平，归肺、脾、肾、膀胱、大肠经。功能固精缩尿，涩肠止泻。治疗肾虚不固的遗精、滑精、遗尿、尿频、带下及久泻等症。

紫苏子兮下气涎

解说：紫苏子味辛，性温，归肺、大肠经。功能降气化痰，止咳平喘，润肠通便。治疗痰壅气逆，咳嗽气喘及肠燥便秘。

淡豆豉发伤寒之表

解说:淡豆豉味苦,性寒,归肺、胃经。功能解表除烦。治疗风寒感冒头痛,或风温病初起,头痛无汗,胸中烦闷,虚烦不眠等症。

大小蓟除诸血之鲜

解说:大蓟和小蓟味苦、甘,性凉,归心、肝经。功能凉血止血,散瘀解毒消痈。治疗血热所致的吐血、咯血、尿血、崩漏下血及热毒痈肿。小蓟力稍弱。

益智安神,治小便之频数

解说:益智仁味辛,性温,归脾、肾经。功能暖肾固精缩尿,温脾止泻摄唾。治疗肾气虚寒的遗精滑精,遗尿尿频,不寐。

麻仁润肺，利六腑之燥坚

解说：麻仁即火麻仁，味甘，性平，归脾、胃、大肠经。功能润肠通便，通利六腑。治疗胃热津枯，肠燥便秘，以及老人虚秘，产后便难等症。

抑又闻补虚弱、排疮脓，莫若黄芪

解说：黄芪味甘，性温，归肺、脾经。功能补气升阳，益卫固表，利水消肿，托疮生肌。黄芪补虚扶弱，托毒消疮，排脓生肌，其他药物莫之能比。治疗脾胃气虚，或中气下陷，肺气虚及表虚自汗，气虚水肿，气血不足，疮疡内陷的脓成不溃或溃后久不收口等症。

强腰脚、壮筋骨，无如狗脊

解说：狗脊味甘，性温，归肝、肾经。功

能祛风湿,补肝肾,强腰膝。治疗肝肾亏虚,风湿痹痛,脊强足软及肾气不固的遗尿、白带过多。

菟丝子补肾以明目

解说:菟丝子味甘、辛,性温,归肝、肾经。功能温补肾精,养肝明目。菟丝子既补肾阳,又补肾阴,固精明目。治疗肾虚腰痛,阳痿遗精,尿频,带下及肝肾不足的目暗昏花、视力减退。

马蔺花治疝而有益

解说:马蔺花味咸、酸、微苦,性凉,归肝经。功能清热解毒,止血利尿。马蔺花治疗疝气有良好的作用。

此五十四种药性之温者也

解说:以上54种药物都是温性的药物。

平性药

详论药性，平和惟在

解说：若详细的论述药性，还有一部分属于平性的药物，在此表述。

以硇砂而去积

解说：硇砂味咸、苦、辛，性温，有毒，归肝、脾、胃经。功能消积软坚，破瘀散结。主治癥瘕，噎膈反胃，痰饮咳嗽，闭经，积聚等。外用可腐蚀胬肉，赘疣及疔疮，瘰疬，恶疮等症。

用龙齿以安魂

解说：龙齿味甘、涩，性凉，归心、肝经。功能镇惊安神，收敛固涩。治疗惊痫癫狂，遗精，崩漏，带下，自汗，疮口不敛等症。

青皮快膈除膨胀，且利脾胃

解说：青皮味苦、辛，性温，归肝、胆、胃经。有疏肝破气，消积化滞的功效。青皮辛散苦泄，气味峻烈，破滞气，畅胸膈，除胀满，又疏利脾胃气机，善治疗肝气郁结，脾胃不和，胸胁胀痛，食积痰滞，及气滞血瘀的癥瘕积聚，疝气作痛等。

芡实益精治白浊，兼补真元

解说：芡实味甘、涩，性平，归脾、肾经。功能益肾固精，健脾止泻，除湿止带。善治白浊，兼有补益真元的作用。可治遗精白浊，小便不禁，脾虚久泻，带下赤白等症。

原夫木贼草去目翳，崩漏亦医

解说：木贼草味甘、苦，性平，归肺、肝、胆经。善疏散风热，明目退翳，又能止血。

治疗风热目赤,翳障多泪,以及便血痔血,妇女崩漏下血等症。

花蕊石治金疮,血行则却

解说:花蕊石味酸、涩,性平,归肝经。花蕊石治疗金疮瘀肿出血,血脉通行则愈。内服止血,治各种出血,且有化瘀血的作用;外敷治疗创伤出血。

决明和肝气,治眼之剂

解说:石决明味咸,性寒,归肝经。功能平肝潜阳,清肝明目。为治眼目疾患的药物。善治肝阳上亢,头目眩晕及目赤翳障,视物昏花,为眼科要药。

天麻主头眩,祛风之药

解说:天麻味甘,性平,归肝经。功能熄风止痉,平肝潜阳,祛风通络。天麻治疗肝阳上亢的头晕目眩,为祛外风,熄内风的药物。治血虚肝风内动,头晕眼花,小儿惊风,癫痫抽搐及肝阳眩晕、头痛,肢体麻木,痉挛抽搐,风湿痹痛等症。

甘草和诸药而解百毒,盖以性平

解说:甘草味甘,性平,归心、脾、肺、胃经。甘草以其甘味、平和之性,能调和诸药,并善解百毒。炙用则微温,有补脾胃润肺止咳的功效,生用有解毒治痈肿等作用。

石斛平胃气而补肾虚,更医脚弱

解说:石斛味甘,性微寒,归胃、肾经。功能养阴清热,益胃生津。常用治疗热病伤津,低热口渴,口燥咽干,舌红少苔及胃阴不足,口渴咽干,食少呕逆。又可用治肾虚痿躄,脚膝软弱,肾虚目暗,视力减退。

观乎商陆治肿

解说:商陆味苦,性寒,有毒,归脾、膀胱经。功能泻下利水,消肿散结,沉降下行,通利二便,善治水肿。外敷可治疮痈肿毒。

覆盆益精

解说:覆盆子味甘、酸,性微温,归肝、肾经。功能补益肝肾,固精缩尿。治疗肾精亏虚,遗精滑精,遗尿尿频及阳痿,此外,也治疗肝肾不足,目暗不明。

琥珀安神而散血

解说:琥珀味甘,性平,归心、肝、膀胱经。功能镇惊安神,活血散瘀,利尿通淋。治疗心神不宁,心悸失眠,惊风癫痫,产后瘀血不行腹痛,小便不利,尿道作痛。研末外用,有生肌收口的功效。

朱砂镇心而有灵

解说:朱砂味甘,性寒,归心经。功能镇心安神,清热解毒。常用于心神不安,心悸,失眠,惊风,癫痫及疮疡肿毒,咽喉肿痛,口舌生疮等症。

牛膝强足补精,兼疗腰痛

解说:牛膝味苦、甘、酸,性平,归肝、肾经。功能补肝肾,强腰膝,散瘀血,通经闭。有河南怀庆(今焦作)产和四川产之分,临床上补益肝肾用怀牛膝,下行散瘀用川牛膝。本品又能利水通淋,引火下行,用治淋证,水肿,小便不利及头痛、眩晕、吐血、衄血等火热上炎,阴虚火旺之证。

龙骨止汗住泄,更治血崩

解说:龙骨味甘、涩,性平,归心、肝、肾

经。龙骨煅用收涩为用，止汗止泻，还善治血崩。功能镇惊安神，平肝潜阳。治心神不安，心悸失眠，惊痫癫狂，肝阳上亢眩晕及多汗欲脱，男子精关不固，遗精滑精，妇女白带以及子宫大出血等症。研末外敷又有吸湿敛疮生肌的功效，用于治疗湿疮痒疹及疮疡久溃不愈等。

甘松理风气而痛止

解说：甘松味辛、甘，性温，归脾、胃经。有芳香辟秽，理气开胃，醒脾止痛，散寒通络的功效。善治寒凝气滞的心腹满痛，霍乱转筋及思虑伤脾，气机郁滞的胸闷、腹胀等症。此外，又有散风收湿拔毒作用，还可用于治脚气胫肿疼痛。

蒺藜疗风疮而目明

解说：蒺藜味苦、辛，性平，归肝经。蒺

藜即刺蒺藜，又名白蒺藜。功能平肝疏肝，祛风明目。治疗肝阳上亢的头晕目眩，肝郁气滞的胸胁胀痛，风热上攻的目赤翳障及风疹瘙痒等症。

人参润肺宁心，开脾助胃

解说：人参味甘、微苦，性微温，归心、肺、脾经。功能补气润肺，养心安神，补脾气，生津液。治疗肺气虚弱的短气喘促，懒言声微；气血亏虚的心悸，失眠，健忘；脾胃虚弱的倦怠乏力，食少便溏；热病气津两伤，口渴及消渴。此外，又可用于治疗大失血，大吐泻或久病、大病所致气虚欲脱，脉微欲绝的危重证候，有大补元气，复脉固脱的功效。

蒲黄止崩治衄，消瘀调经

解说：蒲黄味甘，性平，归肝、心包经。生用行瘀血，利小便。治疗妇女经闭腹痛，产后瘀血阻滞作痛,跌打损伤,瘀血作痛及血淋,小便不利,尿道作痛等症。炒炭用能收涩止血,治吐血、衄血、咯血、尿血、崩漏等症。

岂不以南星醒脾,去惊风痰吐之忧

解说:南星味苦、辛,性温,有大毒,归肺、肝、脾经。功能醒脾燥湿,祛风镇痉。既治疗风痰惊风抽搐,又治疗湿痰痰涎壅盛。治疗湿痰,寒痰,中风痰涌,口眼㖞斜,半身不遂及惊痫,破伤风,抽搐等症。外用又有消肿止痛之功,治痈疽肿痛,毒蛇咬伤。

三棱破积,除血块气滞之症

解说:三棱味苦、辛,性平,归肝、脾经。功能破血行气,消积止痛。治疗气滞血瘀所致的癥瘕积聚,经闭,心腹瘀痛,跌打损伤,瘀肿疼痛及食积脘腹胀痛。

71

没食主泄泻而神效

解说:没食子味苦,性温,归肺、脾、肾经。没食子治疗肠滑泄泻效果神奇。功能涩肠固精,敛肺止血。治疗大肠虚滑,泻下不止,便血遗精,白带,咳嗽,咯血,创伤出血,疮疡久不收口。研末外用,有止血生肌敛疮的功效。

皂角治风痰而响应

解说:皂角即皂荚,味辛、咸,性温,有小毒,归肺、大肠经。功能开窍化痰,祛风杀虫。皂角善治风痰。治疗中风痰涌,牙关紧闭,昏迷不语或咽喉肿痛,痰涎阻塞及顽痰阻肺,咳喘痰多。

桑螵蛸疗遗精之泄

解说:桑螵蛸味甘、咸,性平,归肝、肾、

膀胱经。功能固精缩尿,补肾助阳。桑螵蛸补而兼涩,治疗肾气不固遗精滑泄,小儿遗尿及肾虚阳痿。

鸭头血医水肿之盛

解说:鸭头血味咸,性寒,归肝、脾经。鸭头血可以治疗水肿之壅盛者。因有利小便作用,故可治疗水肿病(今已少用)。

蛤蚧治痨嗽,牛蒡子疏风壅之痰

解说:蛤蚧味咸,性温,归肺、肾经。功能补肺益肾,纳气定喘,助阳益精。蛤蚧善治疗肺肾不足,虚喘气促,劳嗽咳血;又治疗肾精不足,肾阳衰弱的阳痿遗精。

牛蒡子味苦,性温,归肺、胃经。功能疏散风热,透疹利咽,解毒消肿。治疗风热感冒,咽喉肿痛,麻疹不透,痈肿疮毒,痄腮喉痹。

全蝎主风瘫,酸枣仁去怔忡之病

解说:全蝎味咸、辛,性平,有毒,归肝经。功能熄风止痉,攻毒散结,通络止痛。全蝎性善走窜,通络搜风,治疗肝风内动,痉挛抽搐,小儿惊风,中风口㖞,半身不遂,破伤风。此外,还可用于治疗疮疡肿痛,瘰疬结核,风湿顽痹,顽固性偏正头痛。

酸枣仁味甘、酸,性平,归心、肝经。功能养心益肝安神。善治惊悸健忘,虚烦不眠,体虚多汗及津液不足,口干等症。

尝闻桑寄生益血安胎,且止腰痛

解说:桑寄生味甘,性平,归肝、肾经。功能祛风湿,补肝肾,强筋骨,养血安胎。治疗风湿痹痛,腰膝酸痛,尤善治疗腰背强痛,以及胎动不安或胎漏下血等症。

大腹子去膨下气，亦令胃和

解说：大腹子即槟榔之皮，味苦、辛，性温，归胃、大肠经。能行气利水，善除胀满，又下气消积可使胃肠调畅。本品能下气和胃消食，治脘腹膨胀。其功能主治详见槟榔。

小草、远志，俱有宁心之妙

解说：远志味苦、辛，性微温，归心、肺、肾经。小草即远志的地上部分，功用与远志相同，均有宁心安神的功效，近人只用远志不用小草。远志味苦、辛，性微温，常用于治疗惊悸，失眠健忘等。此外还有祛痰开窍，消散痈肿的功效，可治疗痰阻心窍，癫痫发狂及痰多咳嗽，痈肿疮毒，乳房肿痛。

木通、猪苓，尤为利水之多

解说：木通、猪苓以利水消肿为多用。二药虽同为利水药，但其功用，亦有差别。

木通味苦，性寒，归心、小肠、膀胱经。能清心火，利湿热，通经下乳。治疗湿热水肿，泄泻，心烦尿赤及妇女闭经、乳少等症。

猪苓味甘、淡，性平，归肾、膀胱经。功能利水渗湿。治疗水肿，泄泻，淋浊。但无通利血脉之功，因此不能治疗经闭，乳少。

莲肉有清心醒脾之用

解说：莲肉又名莲子肉，莲肉味甘，性平，归脾、肾、心经。有清心宁神，醒脾开胃的作用。可治疗心悸失眠，脾虚泄泻，遗精白浊，崩漏带下。

没药乃治疮散血之科

解说:没药味苦、辛,性平,归心、肝、脾经。功能活血止痛,消肿生肌,故为常用外科及跌打损伤药。又能调经,治妇科经闭,痛经,心腹瘀痛等症。

郁李仁润肠宣水,去浮肿之疾

解说:郁李仁味辛、苦、甘,性平,归脾、大肠、小肠经。功能润肠通便,利水消肿。治肠燥便秘,水肿,小便不利及脚气浮肿。

茯神宁心益智,除惊悸之疴

解说:茯神味甘、淡,性平,归心、脾经。有安神宁心的功效,治疗惊悸失眠。

白茯苓补虚劳,多在心脾之有眚

解说:白茯苓味甘、淡,性平,归心、脾、

肾经。功能健脾安神,利水渗湿。治疗水肿腹胀,小便不利,宣泄淋浊,停痰留饮,心悸失眠,脾虚诸证。此外,又能补心脾,故虚劳病常配用。

赤茯苓破结血,独利水道以无毒

解说:赤茯苓味甘,性平,归心、脾、膀胱经。色赤兼入血分,能破结,专利小便,泻膀胱湿热,为治水肿及小便不利的要药。

因知麦芽有助脾化食之功

解说:麦芽味甘,性平,归脾、胃、肝经。麦芽有行气消食,健脾开胃,回乳消胀的功效。常用于食积不化,脘腹胀满,脾虚食少及乳汁郁积,乳房胀痛,妇女断乳。另外,还可治疗肝郁胁痛,肝胃气痛。

小麦有止汗养心之力

解说：小麦味甘，性凉，归心、脾、肾经。有养心除烦热的功效。可治疗妇女的精神失常，悲伤哭泣的"脏躁"。浮小麦有敛汗益气除热的功效，用于治疗自汗，盗汗及骨蒸劳热。

白附子去面风之游走

解说：白附子味辛、甘，性温，归胃、肝经。功能祛风痰，燥湿痰，止痉止痛，解毒散结。白附子善散头面部游走不定的风邪。可治中风口眼㖞斜，惊风癫痫，破伤风，偏正头痛及瘰疬痰核、毒蛇咬伤。

大腹皮治水肿之泛溢

解说：大腹皮味辛，性微温，归脾、胃、大肠、小肠经。功能利水消肿，行气导滞。大腹皮善治水肿之泛溢肌肤。常用于治水肿胀满,脚气肿满及胃肠气滞等。

椿根白皮主泻血

解说:椿根白皮即椿皮,味苦、涩,性寒,归大肠、胃、肝经。功能清热燥湿,收涩止带,止泻止血。善治久泻、久痢、便血、血痢、崩漏下血。此外,又有除湿杀虫功效,治疳积,蛔虫,疮癣等。

桑根白皮主喘息

解说:桑根白皮即桑白皮,味甘,性寒,归肺经。功能泻肺平喘,利水消肿。主治肺热咳喘及水肿腹胀,尿少,面目肌肤浮肿等。

桃仁破瘀血兼治腰痛

解说:桃仁味苦、甘,性平,归心、肝、肺、大肠经。功能活血祛瘀,润肠通便。治疗瘀血阻滞的经行腹痛,闭经癥瘕,跌打损伤的瘀血作痛。腰痛是由血瘀而引起者可用,如属肾虚者则不宜用。此外,还可用于治肠燥便秘,肺痈,肠痈及咳嗽气喘。

神曲健脾胃而进饮食

解说:神曲味甘、辛,性温,归脾、胃经。功能健脾开胃,消食化积。治疗食积停滞不化,胸腹胀满,泄泻痢疾等症。

五加皮坚筋骨以立行

解说:五加皮味辛、苦,性温,归肝、肾经。功能祛风湿,强筋骨。能治疗风湿寒痹,脚气,痿弱,行走困难等症。此外,还有利尿作用,用于治疗水肿,小便不利。

柏子仁养心神而有益

解说:柏子仁味甘,性平,归心、肾、大肠

经。功能养心安神,润肠通便。柏子仁质润滋养,有很好的养心安神作用。治疗阴血不足,心神失养的心悸怔忡,虚烦失眠及老年、虚人肠燥便秘。

抑又闻安息香辟恶,且止心腹之痛

解说:安息香味辛、苦,性平,归心、肝、脾经。是芳香开窍药,能开窍辟秽,行气血。治疗秽恶邪气所致心腹作痛,惊痫,卒中暴厥,产后血晕等症。

冬瓜仁醒脾,实为饮食之资

解说:冬瓜仁即冬瓜子,味甘,性微寒,归肺、脾、小肠经。功能清肺化痰,利湿排脓。主治肺热咳嗽,肺痈,肠痈,带下、白浊及小便不利等症。

僵蚕治诸风之喉闭

解说：僵蚕味咸、辛，性平，归胃、肺、肝经。功能熄风止痉，祛风化痰，散结止痛。治疗惊痫抽搐，风中经络，口眼㖞斜，风热头痛，中风失声，咽喉肿痛，风疹瘙痒及痰核瘰疬。

百合恋肺痨之嗽姜

百合味甘，性平，归心、肺经。具有养心润肺止嗽的功效。治疗肺痨咳嗽吐血及燥热咳嗽。此外，又有清心安神之功，治疗热病余热未清，虚烦惊悸，失眠多梦。

赤小豆解热毒，疮肿宜用

赤小豆味甘、酸，性平，归心、小肠经。有清解热毒，利水除湿，行血消肿的功效。治疗热毒疮肿和水肿、脚气、湿热黄疸等症。

枇杷叶下逆气,哕呕可医

解说:枇杷叶味苦,性微寒,归肺、胃经。功能和胃降逆止呕。枇杷叶善降逆气,治疗胃气不和,气逆上升的呕吐,呃逆。又能清肺化痰止咳,治疗痰热咳嗽。

连翘排疮脓与肿毒

解说:连翘味苦,性微寒,归肺、心、胆经。功能清热解毒,消痈散结,排脓。有"疮家圣药"之称。用于痈肿、疮毒、丹毒、瘰疬等。

石楠叶利筋骨与毛皮

解说:石楠叶味辛、苦,性平,有毒,归肝、肾经。功能通利筋骨,祛除风邪。适用于风湿痹痛,肾虚脚弱,风疹等,但此品有毒,一般少用。

谷芽养脾,阿魏除邪气而破积

解说:谷芽味甘,性温,归脾、胃经。谷芽善养胃健脾,生用健脾养胃,炒用开胃消食。

阿魏味辛、苦,性温,归脾、胃经。阿魏善消积,化癥瘕,消痞,杀虫。用于治疗肉食停滞及腹中痞块,瘀血癥瘕。

紫河车补血,大枣和药性以开脾

解说:紫河车味咸,性温,归肺、肝、肾经。紫河车为血肉有情之品,功善大补精、气、血;此外,又能温肾补精,治肾气不足,精血亏虚的不孕,阳痿遗精及气血亏虚,面色萎黄,产后乳少等。

大枣味甘,性温,归脾、胃经。功能甘温和缓,调和药性,又能补益脾气。

然而鳖甲治痨疟,兼破癥瘕

解说:鳖甲味咸,性寒,归肝、脾经。鳖甲有益阴除热之功,疟久必伤阴,因此能治疗痨疟。又能软坚散结,破瘀血,退虚热,所以能治疗瘀血凝结的癥块,疟母及阴虚发热,阴虚风动等。

龟甲坚筋骨,更疗崩疾

解说:龟甲味甘、咸,性寒,归心、肝、肾经。功能益肾强固,滋阴潜阳,固经止血,养血补心。治疗肾虚骨痿,小儿软骨病,阴虚内热,骨蒸劳热,阴虚血热,冲任不固的崩漏、月经过多及心虚惊悸,失眠,健忘等症。

乌梅主便血疟疾之用

乌梅味酸、涩,性平,归肝、脾、肺、大肠经。功能涩肠止泻。乌梅为清凉收涩之品,用于久泻久痢，便血，疟疾日久不止。但疟疾初起有表证时不宜用。

竹沥治中风声音之失

解说：竹沥味甘，性寒，归心、胃经。功能清热豁痰，定惊利窍。能治疗由痰热所引起的中风口噤不能言语及小儿高热惊风等症。此外，也用于治疗痰热喘咳，痰稠难咳者。

此六十八种药性之平者也

解说：以上 68 种药物都是平性的药物。

《药性赋》全文

寒性药

诸药赋性，此类最寒

犀角解乎心热；羚羊清乎肺肝。

泽泻利水通淋而补阴不足；海藻散瘿破气而治疝何难。

闻之菊花能明目而清头风；射干疗咽闭而消痈毒。

薏苡理脚气而除风湿；藕节消瘀血而止吐衄。

瓜蒌子下气润肺喘兮，又且宽中；车前子止泻利小便兮，尤能明目。

是以黄柏疮用，兜铃嗽医。

地骨皮有退热除蒸之效，薄荷叶宜消风清肿之施。

宽中下气，枳壳缓而枳实速也；疗肌解

表，干葛先而柴胡次之。

百部治肺热，咳嗽可止；栀子凉心肾，鼻衄最宜。

玄参治结热毒痈，清利咽膈；升麻清风热肿毒，发散疮痍。

尝闻腻粉抑肺而敛肛门；金箔镇心而安魂魄。

茵陈主黄疸而利水；瞿麦治热淋之有血。

朴硝通大肠，破血而止痰癖；石膏治头痛，解肌而消烦渴。

前胡除内外之痰实；滑石利六腑之涩结。

天门冬止嗽，补血涸而润肝心；麦门冬清心，解烦渴而除肺热。

又闻治虚烦、除哕呕，须用竹茹；通秘结、导瘀血，必资大黄。

宣黄连治冷热之痢，又厚肠胃而止泻；

淫羊藿疗风寒之痹,且补阴虚而助阳。

茅根止血与吐衄;石韦通淋于小肠。

熟地黄补血且疗虚损;生地黄宣血更医眼疮。

赤芍药破血而疗腹痛,烦热亦解;白芍药补虚而生新血,退热尤良。

若乃消肿满逐水于牵牛;除毒热杀虫于贯众。

金铃子治疝气而补精血;萱草根治五淋而消乳肿。

侧柏叶治血山崩漏之疾;香附子理血气妇人之用。

地肤子利膀胱,可洗皮肤之风;山豆根解热毒,能止咽喉之痛。

白鲜皮去风治筋弱,而疗足顽痹;旋覆花明目治头风,而消痰嗽壅。

又况荆芥穗清头目便血,疏风散疮之用;瓜蒌根疗黄疸毒痈,消渴解痰之忧。

地榆疗崩漏，止血止痢；昆布破疝气，散瘿散瘤。

疗伤寒、解虚烦，淡竹叶之功倍；除结气、破瘀血，牡丹皮之用同。

知母止嗽而骨蒸退；牡蛎涩精而虚汗收。

贝母清痰止咳嗽而利心肺；桔梗开肺利胸膈而治咽喉。

若夫黄芩治诸热，兼主五淋；槐花治肠风，亦医痔痢。

常山理痰结而治温疟；葶苈泻肺喘而通水气。

此六十六种药性之寒者也。

热性药

药有温热，又当审详

欲温中以荜拨；用发散以生姜。

五味子止嗽痰，且滋肾水；腽肭脐疗痨

瘵,更壮元阳。

原夫川芎祛风湿,补血清头;续断治崩漏,益筋强脚。

麻黄表汗以疗咳逆;韭子壮阳而医白浊。

川乌破积,有消痰治风痹之功;天雄散寒,为去湿助精阳之药。

观夫川椒达下,干姜暖中。

胡芦巴治虚冷之疝气;生卷柏破癥瘕而血通。

白术消痰壅,温胃,兼止吐泻;菖蒲开心气,散冷,更治耳聋。

丁香快脾胃而止吐逆;良姜止心气痛之攻冲。

肉苁蓉填精益肾;石硫黄暖胃驱虫。

胡椒主去痰而除冷;秦椒主攻痛而去风。

吴茱萸疗心腹之冷气;灵砂定心脏之怔

仲。

盖夫散肾冷、助脾胃，须荜澄茄；疗心痛、破积聚，用蓬莪术。

缩砂止吐泻安胎、化酒食之剂；附子疗虚寒反胃、壮元阳之方。

白豆蔻治冷泻，疗痛止痛于乳香；红豆蔻止吐酸，消血杀虫于干漆。

岂知鹿茸生精血，腰脊崩漏之均补；虎骨壮筋骨，寒湿毒风之并祛。

檀香定霍乱，而心气之痛愈；鹿角秘精髓，而腰脊之痛除。

消肿益血于米醋；下气散寒于紫苏。

扁豆助脾，则酒有行药破结之用；麝香开窍，则葱为通中发汗之需。

尝观五灵脂治崩漏，理血气之刺痛；麒麟竭止血出，疗金疮之伤折。

鹿茸壮阳以助肾；当归补虚而养血。

乌贼骨止带下，且除崩漏目翳；鹿角胶

住血崩，能补虚羸劳绝。

白花蛇治瘫痪，疗风痒之癣疹；乌梢蛇疗不仁，去疮疡之风热。

乌药有治冷气之理；禹余粮乃疗崩漏之因。

巴豆利痰水，能破寒积；独活疗诸风，不论新久。

山茱萸治头晕遗精之药；白石英医咳嗽吐脓之人。

厚朴温胃而去呕胀，消痰亦验；肉桂行血而疗心痛，止汗如神。

是则鲫鱼有温胃之功；代赭乃镇肝之剂。

沉香下气补肾，定霍乱之心痛；橘皮开胃去痰，导壅滞之逆气。

此六十种药性之热者也。

温性药

温药总括,医家素谙

木香理乎气滞;半夏主于痰湿。

苍术治目盲,燥脾去湿宜用;萝卜去膨胀,下气治面尤堪。

况夫钟乳粉补肺气,兼疗肺虚;青盐治腹痛,且滋肾水。

山药而腰湿能医;阿胶而痢嗽皆止。

赤石脂治精浊而止泄,兼补崩中;阳起石暖子宫以壮阳,更疗阴痿。

诚以紫菀治嗽,防风祛风,苍耳子透脑止涕,威灵仙宣风通气。

细辛去头风,止嗽而疗齿痛;艾叶治崩漏、安胎而医痢红。

羌活明目驱风,除湿毒肿痛;白芷止崩治肿,疗痔瘘疮痈。

若乃红蓝花通经,治产后恶血之余;刘

寄奴散血,疗烫火金疮之苦。

减风湿之痛则茵芋叶;疗折伤之症则骨碎补。

藿香叶辟恶气而定霍乱;草果仁温脾胃而止呕吐。

巴戟天治阴疝白浊,补肾尤滋;元胡索理气痛血凝,调经有助。

尝闻款冬花润肺,去痰嗽以定喘;肉豆蔻温中,止霍乱而助脾。

抚芎走经络之痛;何首乌治疮疥之资。

姜黄能下气,破恶血之积;防己宜消肿,去风湿之施。

藁本除风,主妇人阴痛之用;仙茅益肾,扶元气虚弱之衰。

乃曰破故纸温肾,补精髓与劳伤;宣木瓜入肝,疗脚气并水肿。

杏仁润肺燥止嗽之剂;茴香治疝气肾痛之用。

诃子生精止渴，兼疗滑泄之疴；秦艽攻风逐水，又除肢节之痛。

槟榔豁痰而逐水，杀寸白虫；杜仲益肾而添精，去腰膝重。

当知紫石英疗惊悸崩中之疾，橘核仁治腰痛疝气之㿉。

金樱子兮涩遗精；紫苏子兮下气涎。

淡豆豉发伤寒之表；大小蓟除诸血之鲜。

益智安神，治小便之频数；麻仁润肺，利六腑之燥坚。

抑又闻补虚弱、排疮脓，莫若黄芪；强腰脚、壮筋骨，无如狗脊。

菟丝子补肾以明目；马蔺花治疝而有益。

此五十四种药性之温者也。

平性药

详论药性，平和惟在

以硇砂而去积；用龙齿以安魂。

青皮快膈除膨胀，且利脾胃；芡实益精治白浊，兼补真元。

原夫木贼草去目翳，崩漏亦医；花蕊石治金疮，血行则却。

决明和肝气，治眼之剂；天麻主头眩，祛风之药。

甘草和诸药而解百毒，盖以性平；石斛平胃气而补肾虚，更医脚弱。

观乎商陆治肿，覆盆益精。

琥珀安神而散血；朱砂镇心而有灵。

牛膝强足补精，兼疗腰痛；龙骨止汗住泄，更治血崩。

甘松理风气而痛止；蒺藜疗风疮而目明。

人参润肺宁心,开脾助胃;蒲黄止崩治衄,消瘀调经。

岂不以南星醒脾,去惊风痰吐之忧;三棱破积,除血块气滞之症。

没食主泄泻而神效;皂角治风痰而响应。

桑螵蛸疗遗精之泄;鸭头血医水肿之盛。

蛤蚧治痨嗽,牛蒡子疏风壅之痰;全蝎主风瘫,酸枣仁去怔忡之病。

尝闻桑寄生益血安胎,且止腰痛;大腹子去膨下气,亦令胃和。

小草、远志,俱有宁心之妙;木通、猪苓,尤为利水之多。

莲肉有清心醒脾之用;没药乃治疮散血之剂。

郁李仁润肠宣水,去浮肿之疾;茯神宁心益智,除惊悸之疴。

白茯苓补虚劳，多在心脾之有眚；赤茯苓破结血，独利水道以无毒。

因知麦芽有助脾化食之功；小麦有止汗养心之力。

白附子去面风之游走；大腹皮治水肿之泛溢。

椿根白皮主泻血；桑根白皮主喘息。

桃仁破瘀血兼治腰痛；神曲健脾胃而进饮食。

五加皮坚筋骨以立行；柏子仁养心神而有益。

抑又闻安息香辟恶，且止心腹之痛；冬瓜仁醒脾，实为饮食之资。

僵蚕治诸风之喉闭；百合恋肺痨之嗽萎。

赤小豆解热毒，疮肿宜用；枇杷叶下逆气，哕呕可医。

连翘排疮脓与肿毒；石楠叶利筋骨与毛

皮。

谷芽养脾，阿魏除邪气而破积；紫河车补血，大枣和药性以开脾。

然而鳖甲治痨疟，兼破癥瘕；龟甲坚筋骨，更疗崩疾。

乌梅主便血疟疾之用；竹沥治中风声音之失。

此六十八种药性之平者也。